Nice, Avril 1899.

Docteur FERNAND BARBARY

De la Faculté de Paris

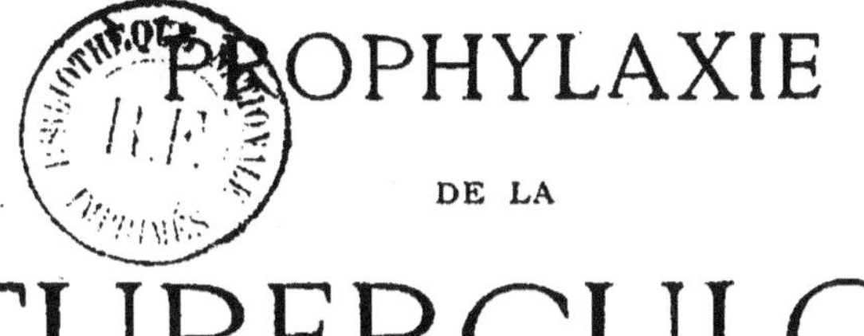

PROPHYLAXIE

DE LA

TUBERCULOSE

**De la Désinfection méthodique des Locaux
devenus vacants**

IMMEUBLES PARTICULIERS — MAISONS MEUBLÉES
HÔTELS — DES MOYENS DE FAIRE ADOPTER A NICE
L'USAGE DE CETTE DÉSINFECTION

(Chroniques du " PETIT NIÇOIS " des 26 et 27 Avril 1899)

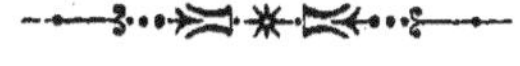

IMPRIMERIE SPÉCIALE DU " PETIT NIÇOIS "

43, Boulevard Dubouchage et 15-17, Rue Saint-Michel

1899

Docteur Fernand BARBARY
De la Faculté de Paris

PROPHYLAXIE DE LA TUBERCULOSE

Désinfection des Locaux d'habitation devenus vacants

Nice, Avril 1899.

Docteur FERNAND BARBARY

De la Faculté de Paris

PROPHYLAXIE

DE LA

TUBERCULOSE

De la Désinfection méthodique des Locaux devenus vacants

IMMEUBLES PARTICULIERS — MAISONS MEUBLÉES
HÔTELS — DES MOYENS DE FAIRE ADOPTER A NICE
L'USAGE DE CETTE DÉSINFECTION

(Chroniques du " PETIT NIÇOIS " des 26 et 27 Avril 1899)

IMPRIMERIE SPÉCIALE DU " PETIT NIÇOIS "
43, Boulevard Dubouchage et 15-17. Rue Saint-Michel

1899

PROPHYLAXIE

DE LA

TUBERCULOSE

« Sur **150.000** Français qui meurent
« chaque année de la tuberculose,
« **125.000** pourraient être sauvés
« s'ils étaient mis à l'abri de la conta-
« gion. » (Congrès de la tuberculose,
Paris, 1898).

De la Désinfection méthodique
des Locaux devenus vacants.

Immeubles particuliers — Maisons meublées — Hôtels — Des **Moyens** de faire adopter a Nice l'usage de cette Désinfection.

En mai 1898, l'Académie de médecine, dans une séance demeurée célèbre, édictait les mesures urgentes à prendre pour assurer en France la prophylaxie de la tuberculose.

Un an s'est écoulé et, depuis cette époque, le cri d'alarme de la science, un moment écouté, n'a pu éveiller que de très faibles échos en quelques milieux spéciaux ; cepen-

dant que, précédé de son cortège de dou-
leurs, le terrible fléau va, semant les deuils
et les misères de la cabane au palais, les
moyens de défense se heurtent à l'insou-
ciance ou au mauvais vouloir.

« La contagion est la cause incompara-
« blement la plus commune de la tuber-
« culose » déclarait le bulletin de l'Académie en 1896.

Au Congrès de la tuberculose en 1898,
dans son magistral discours d'ouverture,
M. le professeur Nocard reconnaît que sur
150.000 Français qui meurent chaque
année de la tuberculose, **125.000** pourraient être sauvés s'ils étaient mis à l'abri
de la contagion.

Le *sixième* seulement des cas est attri-
buable à l'hérédité tuberculeuse.

En temps d'épidémie, il est de bon ton
dans le monde de dauber sur le dos des
bureaux d'hygiène. Il est utile que la vérité
soit connue :

Si la tuberculose est de toutes les maladies
la plus contagieuse, elle est aussi, étrange
ironie, la seule contre laquelle la loi n'arme
pas l'hygiène publique de mesures de *prophylaxie obligatoire.*

Un article de loi du 30 novembre 1892 oblige tout médecin à faire la déclaration des maladies contagieuses : le même décret l'autorise à prendre telles mesures prophylactiques qu'il juge nécessaires. Parmi les affections dites contagieuses dans l'article 15, une seule manque à la liste, la *tuberculose*.

II

On reconnaît aujourd'hui à la tuberculose, en dehors de l'hérédité, deux sources d'infection absolument nettes :

1° L'infection par les locaux ayant été occupés par un tuberculeux ;

2° L'infection par les matières alimentaires contaminées, viandes de boucherie, lait, etc.

Sur le mode d'infection par les matières alimentaires, nous ne nous étendrons pas ici. De ce côté, la lutte est engagée et avec des armes efficaces. Les dévoués médecins vétérinaires à qui est confiée l'inspection des viandes de boucherie et des étables, ont accompli des prodiges. D'ici peu, grâce à leur zèle et à leur savant concours, la prophylaxie sera entièrement assurée.

Ce que nous voulons mettre en lumière

aujourd'hui, c'est le danger sans cesse grandissant de la contagion de la tuberculose par *l'infection des locaux d'habitation*.

L'agent d'infection, le bacille réside et pullule dans le crachat du tuberculeux. Les crachats sont dangereux dès que la dessiccation les a transformés en poussières. Ces poussières conservent leur virulence des mois, des années et se déposent sur le sol, les meubles du local occupé par le malade.

Ainsi donc, la véritable cause de la contagion est connue et son résultat est plus épouvantable que celui de la plus épouvantable guerre, *125.000 Français pourraient être sauvés si la prophylaxie de la tuberculose était réalisée.*

Devant des chiffres si tristement éloquents, il n'est plus permis de se taire, il n'est plus permis surtout de demeurer inactif.

III

Le remède existe, remède héroïque et partant non utilisé par cela même que son application est subordonnée à la bonne volonté, on pourrait dire à l'honnêteté privée.

Pour arrêter les ravages de la tuberculose, pour obtenir des mesures utiles et une prophylaxie efficace il faut *faire accepter par l'opinion publique la nécessité de la désinfection de tout local d'habitation devenu vacant.*

Au premier abord, un arrêt conçu en ces termes pourra paraître bien général. Nous insisterons cependant sur ce fait, que c'est la seule forme sous laquelle le public pourra l'accepter sans objections.

Nous nous expliquons :

En faisant une loi d'exception ayant trait seulement aux locaux contaminés par la tuberculose, on marque à l'index tel ou tel logement ou immeuble et, par suite, on jette un discrédit sur le local désigné.

En désinfectant *sans exception tout logement ou immeuble demeuré vacant*, on prend une mesure générale *d'hygiène publique.*

La désinfection devient ainsi une habitude très favorablement admise en peu de temps.

On assure sans en parler et sous le couvert d'une coutume locale des plus louables, pour une municipalité, la prophylaxie de la pire des maladies — la tuberculose.

IV

Une loi qui rendrait obligatoire la désinfection de tous les locaux vacants serait souverainement efficace. La loi n'est pas faite encore et, en attendant sa venue, le mal accomplit son œuvre : — il est urgent d'agir.

Nous ne l'ignorons pas, les mesures même les plus humanitaires, les tentatives même les plus bienfaisantes, lorsqu'elles revêtent une forme obligatoire, ne sont pas accueillies sans quelques difficultés. La lugubre moisson d'existences de la tuberculose répondrait suffisamment en sa brutale réalité à toute idée d'opposition. Toutefois ajoutons que nos arguments sont basés sur des précédents que nous allons examiner.

Au commencement de cet article, nous disions que la prophylaxie de la tuberculose n'avait trouvé jusqu'à ce jour que de faibles échos en quelques milieux spéciaux. Pour rares que soient ces milieux, il est utile de les citer. Peut-être pourront-ils servir d'exemples et nous aider ainsi à obtenir des résultats que nous souhaitons ardemment !

Arcachon et *Cannes* sont les deux villes où actuellement ont fini par triompher les

mesures de la prophylaxie de la tuberculose.
par la désinfection des locaux d'habitation.

Un très savant confrère de Cannes, le
docteur Guiter, a pu affirmer, avec des
chiffres à l'appui, au dernier Congrès de la
tuberculose, qu'à *Cannes* les *mesures* de
prophylaxie étaient mises en pratique.

En février 1899, un distingué médecin
d'Arcachon, le docteur Lalesque. indiquait
dans un article sur la « prophylaxie de. la
tuberculose pulmonaire aux stations hivernales françaises » les résultats obtenus.

« Encouragé, dit-il, par nos recherches
expérimentales, *nous avons tenu* la main
plus rigoureusement à *la désinfection*, et
le corps médical de la station d'Arcachon
s'est mis énergiquement à l'œuvre. A tel
point qu'au lieu d'un industriel comme il
y a cinq ans. cette station en compte aujourd'hui trois, *possédant et utilisant l'ou-
tillage complet de la désinfection des ap-
partements*, basé sur les dernières données
scientifiques. Ces mesures sont mises en
pratique, mais par quel mécanisme et sous
quelle responsabilité ? *A Cannes, l'admi-
nistration municipale intervient.* A Arcachon, seul, le corps médical intervient.

Voici quels sont les usages. Soit en cas de décès, soit en cas d'habitation par tuberculose ouverte, nous prescrivons la désinfection. Elle est toujours acceptée par la famille après décès. Au cas de séjour, sans décès, *nous déclarons à l'entourage du malade qu'il doit remettre la villa en état sanitaire où il l'a prise, et supporter les frais de cette appropriation.* Le plus souvent il accepte. Vient-il à refuser, c'est alors affaire entre le propriétaire et lui.

« Mais si, pour une raison ou pour une autre, la désinfection n'a pas été pratiquée, nous nous refusons à laisser habiter la villa par de nouveaux clients. C'est là, entre les mains du corps médical, un moyen puissant et sûr, aujourd'hui surtout que le malade, judicieusement conseillé par son médecin de ville, ne choisit plus son habitation sans en avoir préalablement référé aux médecins de la station.

« La surveillance de cette désinfection incombe à chacun de nous, et la bonne entente confraternelle du corps médical d'Arcachon rend cette surveillance efficace et nullement illusoire. Il serait facile de citer tel appartement pour lequel le pro-

priétaire, dans un but d'économie. s'obsti-
nait à confondre nettoyage et désinfection,
et que nous nous sommes refusés à laisser
habiter à nouveau tant que la désinfection
réelle n'en avait pas été pratiquée. »

L'on voit par ce passage de l'intéressant
article de notre confrère les difficultés aux-
quelles, jusqu'à ce jour, municipalités et
médecins se sont heurtés. Nous avons in-
diqué plus haut un moyen terme pour faire
admettre la désinfection. *La désinfection
de tout local devenu vacant sans indication
de tuberculose assurera une prophylaxie
large, utile, tout en évitant les froissements
de quelques intérêts particuliers.*

Dans les hôtels, les maisons meublées,
désinfecter à la fin de chaque saison serait
déjà un grand progrès.

La dépense d'une désinfection locale est
des plus minimes : elle pourrait être sup-
portée, à notre avis, pour les grands locaux
par le locataire, pour les petits par le propriétaire. Le service de désinfection actuel,
agrandi en conséquence, en assurerait le
bon fonctionnement.

Ce sont là des questions administratives
très faciles à trancher.

Alors que les idées d'hygiène sont répandues par le monde, les locaux désinfectés seraient la meilleure des réclames, selon nous, pour les immeubles particuliers et, à plus forte raison, pour les hôtels et maisons meublées. Afin de récompenser le zèle et le bon vouloir, *des certificats de désinfection* seraient distribués à qui de droit par l'autorité administrative.

Nous venons d'exposer le mal et son remède. A l'appui de notre thèse, nous avons fourni quelques exemples dignes d'être suivis. Ce que nous désirons, c'est de voir s'étendre les mesures de prophylaxie de la tuberculose.

V

Depuis quelques années déjà. à l'étranger et surtout en Allemagne, on utilise fort notre négligence en matière de prophylaxie, pour vanter la supériorité des sanatoria lointains. Au nom des médecins de Cannes, M. le docteur Guiter vient d'adresser pour la défense du littoral méditerranéen une lettre ouverte à M. le professeur Brouardel et aux membres de la délégation de l'Académie de médecine au Congrès de Berlin.

La lettre de notre distingué confrère est à la fois ferme et démonstrative. Les arguments du médecin français sont basés sur des faits qu'il convient de répandre.

« N'avons-nous pas le droit de dire que les dangers de contagion sont aujourd'hui négligeables dans nos stations du littoral à la fois par le fait des agents naturels de préservation (action climatérique, illumination solaire), et par les mesures de désinfection que nous opposons à l'agent microbien ?

« Pourquoi ne pas signaler encore les progrès d'hygiène urbaine, drainage, adduction d'eaux, inspection et tuberculinisation des vaches laitières, inspection des viandes de boucherie, etc., et tous les efforts faits par nos municipalités pour la parfaite organisation hygiénique que nous poursuivons ? »

VI

Nice, la grande cité amoureuse du progrès, Nice qui toujours a eu à cœur de marcher

au premier rang parmi les stations hivernales, ne doit rien négliger pour mériter
la préférence des étrangers qui viennent à
elle des contrées les plus éloignées.

A Nice, les services du Bureau d'hygiène
ne sont plus à compter. Au dernier Congrès
de la tuberculose, l'Académie de médecine
a félicité en la personne de M. Magnan, le
sympathique médecin-vétérinaire, les efforts
faits pour assurer l'inspection des viandes
de boucherie ainsi que le nouveau service
de tuberculinisation des vaches laitières.

Une lacune reste à combler. qui assurerait à la ville le titre indiscutable de séjour
préféré au point vue de la salubrité.

La tâche est noble pour les municipalités
dont on doit, suivant l'expression du docteur
Guiter, « citer les efforts faits pour la
parfaite organisation hygiénique que nous
poursuivons ».

En soulevant aujourd'ui la question de
de la prophylaxie de la tuberculose par la
désinfection des locaux d'habitation, nous
avons voulu montrer également combien
la science est impuissante sans l'appui des
pouvoirs publics. Sans eux, toute tâche,
eût-elle pour but l'intérêt commun. devient

inutile. L'expérience en fut maintes fois faite. Parler est bien, agir est mieux ; mais l'action devient impossible si elle n'est pas soutenue.

A la question de la tuberculose se rattache la question de la dépopulation de la France et de la mortalité enfantine. C'est donc accomplir un devoir que de combattre, par tous les moyens possibles, pour la prophylaxie de cette terrible maladie.

La Loi n'arme pas encore les bureaux d'hygiène d'un décret de désinfection obligatoire des locaux contaminés par la tuberculose. C'est donc à tous ceux qui ont à cœur le souci de la santé publique et la prospérité d'une grande cité que nous nous adressons.

A *Nice*, guidés par les idées de progrès si nettement liées à leurs propres intérêts, nous sommes sûrs que les propriétaires d'hôtels ou d'immeubles privés se feront un devoir de combattre, dans leurs sphères, la tuberculose, en pratiquant la désinfection dans leurs locaux devenus vacants. Ils feront œuvre de bien et pourront prêcher très haut l'exemple de la salubrité de leur ville. Le bon accueil qu'une semblable mesure trouvera auprès des hivernants les récompensera largement et leur prouvera que leur tentative a été chaleureusement approuvée.

Pour nous, nous soumettons notre projet à la sanction de l'opinion publique et nous le confions aux mains des pouvoirs administratifs. trop heureux si notre modeste voix peut être écoutée avec bienveillance.

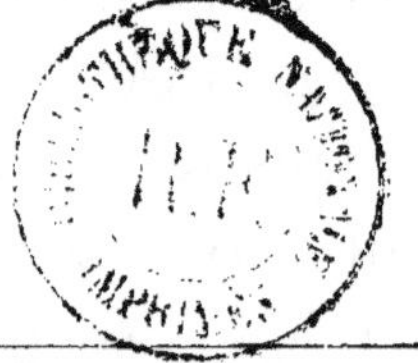

NICE — Imprimerie Spéciale du " PETIT NIÇOIS "

INDEX BIBLIOGRAPHIQUE

Prophylaxie de la Tuberculose

Gazette hebdomadaire de Médecine	8 mai 1898
Bulletin Médical...............	4 mai 1898
Journal des Praticiens	28 mai et 4 juin 1898
Gazette des Hôpitaux	30 juin 1898
Bulletin Médical...............	29 juin 1898
Progrès Médical.........	16 juillet 1898

Congrès de la Tuberculose

Bulletin Médical...............	28 juillet 1898
id.	31 juillet 1898
id.	3 août et 7 août 1898

Dr LALESQUE. — De la Prophylaxie de la Tuberculose pulmonaire aux stations hivernales françaises (*Gazette des Eaux*. 2 février 1899).

Dr GUITER. — Lettre ouverte à M. Brouardel et aux Membres de la délégation de l'Académie de Médecine au Congrès de Berlin. Avril 1899.